Hinchazón Abdominal:

11 Consejos Prácticos Para Librarte de ella Sin Medicamentos

Tu Falda te queda justa alrededor de las 3 P.M, tus anillos te quedan un poco ajustados; sientes que tu estomago está, "indispuesto"

Estos son los signos típicos de la Hinchazón. Antes de que explotes, aquí te muestro como puedes "desinflarte"

Dr. Luis Cueva

Hinchazón Abdominal: 11 Consejos Prácticos Para Librarte de Ella Sin Medicamentos © 2014 – Luis Cueva Beteta

Tabla de contenido

Prefacio

A todos nos ha pasado alguna vez. En un momento tu estomago luce perfecto (como Britney Spears en los años 90) y unos minutos después te sientes fuera de control e hinchada (como Britney después de una borrachera). El culpable es la hinchazón o distensión abdominal, la cual tiene la odiosa habilidad de hacer que tu ropa te ajuste y que tus anillos te pellizquen sin que salte ninguna alarma en la báscula.

La distensión o hinchazón abdominal es uno de los motivos más frecuentes por las que gente consulta al gastroenterólogo, y aunque en algunos casos puede enmascarar una enfermedad más seria, la mayor parte de las personas que la padecen pueden beneficiarse de algunos consejos simples que no incluyan el tratamiento con medicamentos.

Es por eso que me he animado a escribir esta breve guía, para ayudar a la gente que lo padece a librarse de este odioso síntoma, sin tener que recurrir al médico.

En mi experiencia, siguiendo las recomendaciones que verás en las próximas páginas, la mayoría de pacientes han eliminado parcial o casi totalmente la hinchazón frecuente que les aquejaba.

Una minoría no suele mejorar de forma sustancial, y es sobre todo estas personas en las que se debe buscar otras enfermedades que puedan ocasionar la distensión.

Que causa la Hinchazón?

Muchas veces la gente esta mal informada acerca de la hinchazón y los remedios para ella. Este síntoma puede ser causado por una serie de enfermedades como el Síndrome de Intestino Irritable, u otros factores tales como el exceso de bacterias (sobrecrecimiento) u hongos en el intestino, ciertos medicamentos o el consumo de ciertas comidas con las que puede haber cierto grado intolerancia, y que causan una producción excesiva de gas en el intestino.

Por otro lado, el síntoma de la hinchazón es muy común y prevalente en las personas con Síndrome de Intestino Irritable, aunque esta hinchazón de por si no es un síntoma fiable y el solo hecho de tener distensión abdominal no hace el diagnostico de un Síndrome de Intestino Irritable.

Es mas prevalente en mujeres que en hombres, y

muchas veces describen empeoramiento de esta hinchazón con la menstruación.

Además, en las mujeres que están con tratamiento de reemplazo hormonal y tienen Distensión abdominal, esto puede ser debido a que están tomando dosis algo altas de estrógeno, por lo que si este es tu caso deberías hablar con tu medico para reducir la dosis.

Desde el punto de vista fisiológico, esta "bestia" llamada hinchazón podría ser causada por uno de los siguientes mecanismos (muy diferentes entre si):

El primero y más frecuente es la formación de gas en el tracto digestivo, lo cual puede hacer que sientas el vientre incómodo y distendido.

El segundo es la retención de agua, una acumulación de exceso de fluidos que es mas probable que afecte a tus extremidades, manos y pies, y puede ser signo de un problema médico serio.

Ambos causan una sensación de hinchazón, pero tienen causas diferentes, así como soluciones distintas.

Y como sabes con seguridad que tu falda o pantalón te ajusta por la hinchazón de gas? Pues porque debería haber variación cíclica. Es típico que no puedas abrocharte el botón de la falda o pantalón por la tarde o noche, pero al día siguiente por la mañana la cosa esta mejor. A menudo la hinchazón es peor por la tarde, a medida que avanza el día.

Afortunadamente, hay una gran variedad de comidas que producen gran hinchazón y que se pueden evitar, otras que ayudan a mejorar la distensión, e incluso algunos pocos trucos que no tienen nada que ver con lo que comes.

En cambio la hinchazón por retención de fluidos es un poco mas complicada de distinguir, pero presta atención si tu cara o extremidades están hinchados en lugar de tu cuerpo, lo cual apunta a retención de líquidos. Además, la hinchazón es mucho más constante a lo largo del día y muchas veces presente desde las primeras horas de la mañana.

Otros signos incluyen las mejillas hinchadas y líneas marcadas en la piel en la zona de las medias. Y que no te sorprenda el que se pueda padecer de ambas formas de hinchazón, ya que 5 o 6 factores comunes pueden contribuir a tener el estómago fuera de control.

Desde el punto de vista medico, se ha enfocado el manejo de la hinchazón de causa digestiva en alguno de los siguientes mecanismos, o una combinación de los mismos:

- Reducir el volumen del gas intestinal

- Aumentar la eliminación del gas intestinal o

- Disminuir la producción del gas intestinal

Hay una amplia variedad de productos que se utilizan para aliviar la distensión abdominal. Este problema de salud es tan común que el número de empresas que ofrecen remedios para la distensión abdominal es simplemente increíble.

Hay muchos productos naturales y de hierbas disponibles en la mayoría de tiendas de alimentos saludables o herboristerías. También puedes encontrar estos remedios naturales en las tiendas online. Hay incluso remedios homeopáticos para la hinchazón.

La mayoría de los medicamentos que hay solo alivian los síntomas, pero no hacen nada para eliminar la causa real de la hinchazón. Por lógica, si la causa que origina la hinchazón persiste, entonces la hinchazón volverá una vez que pase el efecto del medicamento. Esto es debido a que el problema principal no se ha resuelto. Así que aliviar el síntoma no hará que tu problema desaparezca para siempre.

Si estas buscando poner fin a tu problema de hinchazón, tienes 2 posibilidades de abordar el problema:

1. Si los síntomas son crónicos (de muchos años) y no tienes ningún signo o síntoma de alarma (como sangrado intestinal, perdida de peso o cambios del habito intestinal), puedes intentar aplicar los consejos prácticos contenidos en esta guía. Si encuentras alivio, estupendo. En caso contrario, consulta con tu médico pues podrías tener alguna enfermedad que condicione estos síntomas crónicos.

Aun así, es una actitud prudente y responsable consultar primero a tu médico para descartar enfermedades orgánicas importantes primero (ulceras, cáncer, enfermedades del páncreas, enfermedad celiaca, etcétera), y si no se encuentra nada importante, seguir los consejos reseñados aquí.

2. Si los síntomas son de reciente inicio (semanas o meses), y sobre todo si tienes mas de 45-50 años o tienes antecedentes familiares de enfermedades serias, consulta con tu médico lo antes posible para descartar enfermedades importantes. Una vez descartadas enfermedades orgánicas serias o los medicamentos como causa posible de la hinchazón, la otras posibles causas (y las más frecuertes) de tener el vientre hinchado son las intolerancias alimentarias o los hábitos alimentarios o de vida inadecuados.

Este ebook se centra sobre todo en consejos prácticos para mejorar los hábitos alimentarios y el estilo de vida, pues incluso las intolerancias alimentarias de grado leve suelen mejorar significativamente con estos consejos prácticos.

Hablaremos más de las intolerancias alimentarias que no mejoran con los consejos prácticos habituales en el último capítulo.

Por ahora y sin mas preámbulo, vamos a los consejos.

Consejo N°1: Ponte en contacto con tu lado sensible

Después de disfrutar de una comida pesada, es lógico culpar a tu estomago distendido por esa ración extra de pasta o los trozos de queso que no pudiste resistir.

Pero el culpable podría ser una alergia en lugar de la gula: Muchos adultos son intolerantes a la lactosa, gluten o a la fructosa en algún grado, sin ni siquiera saberlo. Si tu cuerpo no puede degradar el "azúcar" (la lactosa) de la leche normalmente, entonces esta sustancia terminará el proceso de degradación y fermentación en el colon, produciendo gas.

Aun si bebes leche con frecuencia, a medida que te vas haciendo mayor, tu cuerpo produce menos cantidad de esta enzima llamada lactasa (que metaboliza la lactosa), lo que hace que la leche o productos lácteos sean cada vez más difíciles de digerir.

Y no sólo eso; está demostrado que después de un episodio moderado de enterocolitis (diarreas, para entendernos mejor), puede quedar un déficit de lactasa que puede durar desde unas semanas hasta varios meses.

Si encuentras la leche y quesos difíciles de digerir, reducir su ingesta te ayudara a mejorar la hinchazón y reducir el volumen de tu estomago. No te preocupes por la ingesta de calcio, ya que puedes obtenerlo, al igual que la vitamina D, de otros alimentos como productos de soja, almendras y vegetales ce hojas verdes.

Un proceso similar sucede con la fructosa, que el azúcar predominante en las frutas. Aun cuando estés tratando de comer sanamente, por ejemplo una aparentemente inofensiva ensalada de frutas, si tienes intolerancia a la fructosa esto te provocará síntomas como hinchazón y/o diarreas.

Si yo sospecho en mis pacientes alguna intolerancia, les recomiendo una dieta que limite la cantidad de lactosa, fructosa y carbohidratos no absorbibles (fibra insoluble).

Deberán retirar de su dieta la mayor parte de la leche, ciertas frutas y vegetales, algunos granos como el trigo y el centeno, frijoles, algunos productos de soja, miel, agave y ciertos edulcorantes como los de los chicles y/o caramelos sin azúcar (maltitol,sorbitol).

Luego les pido que vayan reintroduciendo estas

comidas poco a poco, una a la vez. De esta manera se darán cuenta rápidamente que comidas son las que les están causando problemas.

Esta técnica de retirada de alimentos ricos en lactosa, fructosa y carbohidratos no absorbibles y su reintroducción posterior de forma gradual puede ser muy efectiva para identificar la causa de la hinchazón abdominal y flatulencia (esos gases que echas por abajo).

Consejo Nº2: No abuses de la sal

La sal atrae humedad; piensa en como se obstruye un salero cuando hay humedad y retiene agua.

Una de las causas mas comunes aunque menos conocidas de hinchazón abdominal es el consumo excesivo de sal.

Cuando tienes una alta concentración de sodio (uno de los componentes de la sal) en la sangre, tu cuerpo retiene agua para tratar de diluir dicha concentración. Y es este exceso de agua lo que te hace sentirte hinchado y lleno.

El mejor remedio para esto es simplemente quitar el exceso de sal de la dieta.

Lo primero es disminuir al máximo la sal que le agregamos a las comidas al cocinarlas o servirlas. Aquellos que no pueden renunciar del todo al sabor salado de las comidas, pueden probar cambiar a alguna sal marina u otras sales bajas en sodio que venden en los supermercados.

Resistir la tentación de añadir sal a tus comidas es una manera de combatir el exceso de sal, pero debes tener cuidado con las comidas empaquetadas o precocinadas que compras.

De acuerdo a un estudio de la Escuela de Salud Publica de Harvard, las 3 cuartas partes del sodio consumido por los adultos proviene de las comidas preparadas o empaquetadas comercialmente.

Aun así, no es fácil evitar el exceso de sal, ya que esta escondida en casi cualquier tipo de alimento procesado, como comidas para microondas, los cereales del desayuno, pizzas e incluso en los antiácidos.

Muchas comidas procesadas y envasadas tienen un contenido alto de sodio. La dosis diaria máxima recomendada de sodio es de 2300 miligramos. Eso se consigue si cocinas en casa con ingredientes frescos.

Si tienes que utilizar algo de una lata para cocinar, como por ejemplo uno guisantes, enjuágalos con agua para remover el exceso de sal, o incluso mejor compra las latas que estén etiquetadas como bajas en sal o sodio.

Consejo Nº3: Hidratación y Diuréticos Naturales

Es de sentido común pensar que el beber mucha agua puede empeorar la hinchazón y distensión abdominal, pero hacerlo con moderación, aunque no lo creas, te ayudara.

Verás, cuando no bebes suficientes líquidos tu cuerpo entra en un estado de "supervivencia" e intenta retener todos los fluidos que pueda. Así, el agua se almacena en las células grasas y entre las otras células, lo que puede llevar a hinchazón en diferentes áreas del cuerpo. Sin mencionar los problemas que te pueden causar una deshidratación, como que tu sistema digestivo se enlentece, favoreciendo el estreñimiento y mayor distensión abdominal.

Por lo general se recomienda beber unos 8 a 10 vasos de agua al día. Es más, esto te ayudar· incluso a controlar los excesos de comidas.

En cuanto a los diuréticos para evitar el exceso de fluidos, es mejor optar por lo natural. Algunas frutas, como el melón y las arándanos, sirven como diuréticos naturales que reducen el nivel de fluidos en tu cuerpo.

Aun así, no te emociones y te vayas a atiborrar con estas frutas, ya que dependiendo de cuanto comas, el efecto diurético puede ser completamente frenado por el azúcar, lo cual causa acumulación de gas e hinchazón abdominal.

Trata de consumir mas verduras que sean relativamente bajas en fructosa, como los espárragos y el pepino.

Un consejo que a veces le doy a mis pacientes cuando tienen estos problemas de distensión y les gusta mucho la fruta: les digo que por ejemplo diluyan el zumo concentrado de arándanos en buena cantidad de agua y lo beban a lo largo del día. Esto es un poderoso diurético y la dilución en agua casi anula los efectos del azúcar.

Consejo Nº4: Deja de Engañarte con los edulcorantes

Reemplazar tus placeres habituales con chicle sin azúcar o refrescos dietéticos como coca cola light pueden hacerte sentir bien emocionalmente, pero tus buenas intenciones de bajas calorías te pueden pasar factura.

Algunos edulcorantes artificiales contienen sorbitol o maltitol, que son ciertos tipos de azúcares no calóricos llamado polialcoholes que no puede ser absorbidos por el aparato digestivo.

Estos polialcoholes tienden a fermentar en el intestino y producir un montón de bacterias y gas, causando con frecuencia gran hinchazón y flatulencia.

Según la FDA, 50 gramos de Sorbitol (un polialcohol edulcorante muy utilizado en chicles y otros productos dietéticos) pueden actuar como un laxante, pero una cantidad mucho menor es necesaria para causar hinchazón y discomfort abdominal.

Como veras esto es solo otro recordatorio que muchos de los alimentos o substancias no naturales (procesadas por el hombre) no están totalmente libre de efectos secundarios.

Por ello si tienes antojo de dulces es mejor intentar comer frutas frescas o deshidratadas.

Consejo Nº5: Recorta la grasa y Aumenta la Fibra

Hay una razón por la que la gente se siente lenta y pesada después de una hamburguesa y patatas fritas, y no es solamente el sentimiento de culpa.

La grasa es mas difícil de digerir para el aparato gastrointestinal.

Por eso para algunas personas las comidas con alta cantidad de grasas saturadas como las carnes rojas pueden desencadenar gran hinchazón debido a que la digestión se enlentece.

Aun el aceite vegetal puede tener un efecto similar. El calentar el aceite hace que se degrade mas rápidamente, lo cual puede conducir a distensión.

En su lugar, recomiendo utilizar aceite de coco a bajas temperaturas, ya que no se degradará de la misma manera.

En cuanto a la fibra, esta es fundamental para promover el movimiento de los alimentos a través del tubo digestivo y evitar el estreñimiento.

El estreñimiento también puede hacer que una persona se sienta hinchada y llena, causando distensión abdominal.

Aunque beber mucha agua puede ayudar a mantener todo en movimiento a través del tubo digestivo para prevenirlo, muchas veces no es suficddeedre3iente y es recomendable tomar alimentos con alto contenido en fibra, como frutas con cascara, verduras, salvado de trigo y productos integrales.

Si aun con todo esto persiste el estreñimiento, es recomendable tomar suplementos de fibra, como por ejemplo Plantago ovata, entre 1 a 3 veces al día, que ayudan a movilizar las heces por el colon.

Ten cuidado con las comidas procesadas con "fibra añadida". A muchos alimentos o comidas empaquetadas industrialmente se les añade fibra en forma de inulina, la cual es una sustancia difícil de digerir.

De hecho, un estudio de la Universidad de Minnesota encontró que la gente que ingería 10 gramos de inulina al día tenia mas distensión abdominal que aquellos que consumían una cantidad menor. Es mejor para tu salud y tu vientre si cortas un poco las comidas procesadas, especialmente aquellas que tienen entre sus ingredientes inulina o raíz de achicoria.

Por ello intenta comer mas fibra natural, pero proveniente de alimentos enteros como frutas y verduras.

Asimismo, demasiada fibra puede hacerte sentir hinchado y "gaseoso". El exceso de fibra insoluble, como aquella encontrada en los granos integrales, puede llegar hasta el colon y empezar a fermentar, produciendo mas gas y empeorando la sensación de hinchazón.

Como referencia, las dosis diarias recomendadas son de 25 gramos y 35 gramos al día para mujeres y hombres, respectivamente.

Pero si tienes problemas de hinchazón te recomiendo que limites la cantidad a no mas de 25 gramos al día. Para que te hagas una idea, una manzana mediana de unos 200 gramos tiene aproximadamente 4-4.5 gramos de fibra, y un cuenco de avena tiene entre 3 y 8 gramos.

Consejo Nº6: Piensa como Atkins

Quieres deshincharte y perder el exceso de agua y peso de tu cuerpo? Pues corta los carbohidratos de tu dieta.

Los carbohidratos promueven el almacenamiento de glucógeno en los músculos, lo cual requiere agua.

Cuando alguien consume una cantidad similar de carbohidratos todos los días, este almacenamiento de agua pasa desapercibido.

Pero si cortas los carbohidratos, tus reservas de glucógeno comienzan a desvanecerse y perderás peso debido al agua que eliminaras.

Ten en cuenta sin embargo que los efectos son temporales, ya que al volver a comer carbohidratos empezaras de nuevo a almacenar líquidos, lo cual es normal.

Y no son solo los almidones y comidas deliciosas los únicos que te causan retención de líquidos. Mucha gente no se da cuenta que el trigo se encuentra en un sinfín de productos procesados. La mayoría solo se preocupa por el pan y la pasta, pero cosas como la salsa de soja también tiene una buena dosis de carbohidratos.

Consejo Nº7: Come Alimentos Ricos En Potasio

El potasio es un electrolito que tenemos en las células y tejidos del cuerpo, y es un factor importante para reducir la hinchazón. El potasio es diurético, lo cual significa que arrastra agua fuera de las células grasas y aumenta el nivel de sodio en la orina. Pero no intentes tomar un atajo y empezar a tomar diuréticos por tu cuenta para deshacerte del exceso de líquidos.

En la orina normalmente también eliminamos potasio, y un estudio de la Clínica Mayo encontró que el uso excesivo de diuréticos puede causar que el nivel de potasio en tu cuerpo disminuya (al eliminarlo por la orina), empeorando la hinchazón en lugar de mejorarla.

Entonces dijiste: que mas da, y te comiste un buen puñado de patatas saladas...

La buena noticia es que los aguacates y otros alimentos ricos en potasio pueden combatir la hinchazón al balancear el exceso de sodio y reducir la retención de agua.

Busca alimentos que tengan alto contenido en potasio

o tengan un buen balance de sodio-potasio, como por ejemplo el apio. Y si no estas de humor para el aguacate (palta) o un delicioso guacamole, otras buenas opciones son las naranjas, kiwi, espinacas, plátanos, fresas, brócoli, remolacha zanahorias e incluso el agua de coco

Consejo Nº8: Limita el alcohol

Hay un montón de razones por las que deberías evitar esa segunda (o tercera) copa de vino, y ahora pues añadir la hinchazón a esa lista.

No dejes que el hecho de que el alcohol sea diurético te engañe. Al hacer que fu cuerpo sea mas lento en todo el proceso digestivo, puede ayudar a que te hinches considerablemente.

Además el alcohol estimula mucho la producción de acido en el cuerpo, y un cuerpo con exceso de carga acida tiende a retener agua. La cafeína puede tener un efecto similar.

Y por otro lado esta el hecho de que el alcohol y los snacks salados están hechos el uno para el otro, o sea que el consumir mucho de uno significa a veces consumir demasiado del otro.

Cuando te quieras dar un placer, evita bebidas alcohólicas azucaradas como el tequila, ron y cerveza, teniendo esta ultima el problema añadido del gas.

Estas bebidas son extremadamente procesadas. El tequila esta a un paso del agave, el cual tiene mas del

90% de fructosa

El licor más puro - por ejemplo, el que tiene menos azúcar - es el vodka, así que los rusos tuvieron la idea más saludable.

Consejo N°9 Revisa Tu Botiquín

Al igual que el alcohol, ciertos medicamentos pueden influir en la capacidad de tu cuerpo para retener los líquidos. Las pastillas anticonceptivas, los corticoides, e incluso el ibuprofeno son los peores en este sentido.

Es tentador y muy frecuente echarle la culpa de la hinchazón y distensión abdominal a tu dieta, pero si estás tomando una nueva medicación y te notas hinchada o con calambres, deberías hablar con tu médico para ver que otras opciones de medicamentos hay.

Deberías también hablar con tu médico si a pesar de haber cambiado tu dieta y otros hábitos, sigues sintiéndote hinchada. Podría ser signo de que alguna condición o enfermedad más seria está pasando.

Consejo Nº10: Muévete

Hay algo que el ejercicio no arregle? Y para la hinchazón, te diré que no viene nada mal.

Investigadores españoles encontraron que el ejercicio ayuda a movilizar el gas a través de los intestinos.

Al fin y al cabo, el tracto gastro intestinal es un "tubo hueco" cuyas paredes están formadas por músculo. "Se ponen flácidas si no haces ejercicio".

El esfuerzo físico puede estimular las contracciones gastrointestinales conocidas como peristalsis, haciendo la digestión (y si, también el pasaje de gases) más fácil.

Sobre todo los ejercicios que involucran el tórax y abdomen ayudan a combatir la distensión. La gente con una región abdominal fuerte y tonificada son menos propensos a la hinchazón que el resto de la población.

Por ello, trata sobre todo de hacer ejercicios que muevan el vientre, como abdominales, posiciones fijas de yoga o pilates.

Un gran ejercicio que te puede ayudar a aliviar la hinchazón es muy simple, y lo puedes hacer por la mañana o antes de acostarte por la noche.

Acuéstate en el suelo sobre la espalda con las piernas extendidas. Luego lleva una rodilla hacia el pecho, mientras que la otra pierna se queda extendida sobre el suelo.

Repita esta operación cambiando la pierna, es decir llevándote la otra rodilla al pecho y dejando la pierna contraria extendida en el suelo.

Repite esta operación varias veces, unas 10 veces con cada pierna o hasta que se haya ido la sensación de presión en el vientre.

También muchas veces recomiendo coger una pequeña mancuerna (no muy pesada, 1-1.5 kgs) y suavemente deslizarla sobre tu abdomen en sentido horario (de las agujas del reloj), para ayudar a expulsar fuera los gases.

Consejo Nº11: Come como una dama

Una de las causas comunes de hinchazón es comer en exceso. Esto por lo general va de la mano con el hecho de comer muy rápido.

Como seguro te lo decía tu abuela. Engullir la comida no son sólo malos modales. Se estima que tragamos aproximadamente 30 ml de aire con cada bocado de comida.

Las personas que comen muy rápido no mastican bien, tienden a tragar más aire y como consecuencia experimentan mas gases y flatulencia.

Por otro lado, cuando comes la cantidad adecuada y te sientes satisfecha, tu estomago le envía una tu cerebro avisándole. Esto suele tardar entre 15-20 minutos desde que tu estomago envía la señal hasta que el cerebro es consciente de ello. Cuando comes muy rápido, no hay tiempo suficiente para que el cerebro y tu estomago se comuniquen, y como consecuencia sigues comiendo. Para cuando te das cuenta y te sientes hinchada y llena, has comido mas de la cuenta, causando que tu estomago se distienda mas de lo normal

Por otro lado deberías comer en pequeñas porciones, sin llenarte completamente la boca con cada bocado. También debes frenar el impulso de poner más comida en tu boca hasta que hayas masticado bien y tragado toda la comida que tenías en la boca.

Esos otros malos hábitos de los que tu abuela te advertía, como masticar chicle, chupar muchos caramelos o fumar, también aumentan la cantidad de aire que tragas.

Por lo tanto algunas cosas que puedes hacer desde ya para reducir la cantidad de aire que tragas son:

-Evitar beber líquidos con pajita

-Masticar bien los alimentos y con la boca cerrada

-No masticar chicle

Las bebidas con gas también pueden ser un problema, aunque no en todas las personas; eso depende de tu sensibilidad, hay personas que suelen tolerarlas bien. Algunas personas se hinchan con sólo un agua mineral con gas, mientras que otras toleran perfectamente varias coca colas al día.

Y si estás a punto de sentarte en un banquete tipo buffet, donde tienes mucha comida diferente de donde elegir, te sugiero que empieces con una ensalada de hojas verdes (lechuga, núcula, canónigos, etcétera), lo cual activa el proceso digestivo de una forma suave y progresiva.

Todas esas enzimas digestivas liberadas inicialmente le ayudarán a tu cuerpo a digerir mejor el resto de la comida que viene después.

Intolerancias Alimentarias y Palabras Finales

Algunas comidas pueden causarte hinchazón y plenitud abdominal, aunque no las comas en exceso. Muchas veces esto es secundario a alguna Intolerancia Alimentaria y como podrás suponer, esto varía mucho de una persona a otra.

Las comidas que a una persona pueden caerle mal y desencadenarle síntomas digestivos como hinchazón, malestar abdominal o cambios en el habito intestinal, pueden ser perfectamente toleradas por otra persona.

Es mas, en una misma persona un mismo alimento le puede caer mal algunas veces y otras no.

Te suena esto familiar? Esto se debe a que las intolerancias alimentarias no solo dependen del tipo de alimento y la cantidad que se come, sino también del momento del día en que se ingiere y las otras comidas que le acompañan.

Esto sucede sobre todo en las personas que tienen Síndrome de Intestino Irritable, una condición médica que se caracteriza por cambios del hábito intestinal (diarreas, estreñimiento o alternancia entre ambas), urgencia para ir al baño sobre todo después de las comidas e hinchazón abdominal.

En estos casos, se recomienda como primer paso varios cambios en los hábitos de alimentación y en el estilo de vida. Si estos no son suficientes para mejorar o aliviar los síntomas, se recomiendan cambios más intensos en la dieta evitando ciertos tipos de alimentos e incluso tomar probióticos.

Si después de estos dos pasos no hay alivio de los síntomas, esta aceptado por la comunidad médica valorar iniciar durante algunas semanas una dieta de eliminación con bajo contenido en azúcares de cadena corta (oligosacáridos, monosacáridos y disacáridos) y polialcoholes ya que estos son frecuentes causantes de intolerancias. Si esto mejora los síntomas se reintroducen gradualmente, uno por uno, los diferentes tipos de alimentos para encontrar una dieta personalizada lo más variada posible.

Por supuesto todas estas medidas deberían ser médicamente supervisadas, ya que una persona podría manifestar signos o síntomas de alarma que sugieran una enfermedad orgánica seria, y el tratamiento con dietas y restricción de ciertos tipos de alimentos puede no solo ser inútil, sino retrasar el diagnóstico de alguna enfermedad potencialmente grave. Y para agravar las cosas, restringir ciertos tipos de alimentos sin la supervisión adecuada puede predisponer a deficiencias nutricionales.

Si quieres más información sobre el colon irritable, puedes visitar los siguientes enlaces:

http://doctorcueva.com/recomendaciones-clinicas-y-dieteticas-del-colon-irritable

http://doctorcueva.com/como-elegir-dieta-colon-irritable

Y si quieres más información sobre las Intolerancias alimentarias, haz click en el siguiente enlace:

http://doctorcueva.com/intolerancias-alimentarias-e-hinchazon-abdominal

Pelear contra el gas y la hinchazón abdominal puede ser una batalla incomoda, pero no tienes que seguir sufriendo todo el tiempo. Si empiezas a seguir estos consejos, de seguro mejoraras o incluso eliminaras la hinchazón, además de que tu sistema digestivo y tu salud te lo agradecerán.

Espero que este ebook te haya aportado nuevas ideas y consejos útiles para mejorar estos molestos síntomas.

Pero recuerda, si los síntomas no mejoran o tienes signos de alarma como pérdida de peso inexplicable, diarreas frecuentes o alteraciones en la analítica, acude a tu médico lo más pronto posible.

Si te ha gustado la información de este ebook, por favor déjanos tu opinión en el sitio web de amazon donde lo compraste.